Keto-Diät-Kochbuch

Schnelle & Einfache Rezepte Für Leckere Mahlzeiten, Kohlenhydratarme Desserts, Kekse Und Snacks Für Schnelles Abnehmen

Allison Rivera

Cecilie Schmidt

© Copyright 2021 - Allison Rivera - Alle Rechte vorbehalten.

Die in diesem Buch enthaltenen Inhalte dürfen ohne direkte schriftliche Genehmigung des Autors oder des Herausgebers nicht vervielfältigt, vervielfältigt oder übertragen werden.

Unter keinen Umständen wird dem Herausgeber oder Autor eine Schuld oder rechtliche Verantwortung für Schäden, Wiedergutmachung oder Geldverluste aufgrund der in diesem Buch enthaltenen Informationen obliegen. Entweder direkt oder indirekt.

Rechtlicher Hinweis:

Dieses Buch ist urheberrechtlich geschützt. Dieses Buch ist nur für den persönlichen Gebrauch. Sie können Teile oder den Inhalt dieses Buches ohne Zustimmung des Autors oder Herausgebers nicht ändern, verteilen, verkaufen, verwenden, zitieren oder umschreiben.

Hinweis auf den Haftungsausschluss:

Bitte beachten Sie, dass die in diesem Dokument enthaltenen Informationen nur zu Bildungs- und Unterhaltungszwecken dienen. Alle Anstrengungen wurden unternommen, um genaue, aktuelle und zuverlässige und vollständige Informationen zu präsentieren. Es werden keine Garantien jeglicher Art erklärt oder impliziert. Die Leser erkennen an, dass der Autor sich nicht an der rechtlichen, finanziellen, medizinischen oder professionellen Beratung beteiligt. Der Inhalt dieses Buches wurde aus verschiedenen Quellen abgeleitet. Bitte wenden Sie sich an einen lizenzierten Fachmann, bevor Sie die in diesem Buch beschriebenen Techniken ausprobieren.

Mit der Lektüre dieses Dokuments erklärt sich der Leser damit einverstanden, dass der Autor unter keinen Umständen für direkte oder indirekte Verluste verantwortlich ist, die durch die Verwendung der in diesem Dokument enthaltenen Informationen entstehen, einschließlich, aber nicht beschränkt auf ,

– Fehler, Auslassungen oder Ungenauigkeiten.

Inhaltsverzeichnis

SMOOTHIES & FRÜHSTÜCK RECIPES ... 10
Chaffles mit karamellisierten Äpfeln und Joghurt ... 10
Chaffle Ice Cream Bowl ... 12
Zucchini Chaffle ... 14
Taco Chaffle ... 16
Choco Macadamia Smoothie ... 18
Huhn Parmesan Chaffle ... 19
Chaffle Cream Cake ... 21
Cornbread Chaffle ... 24
Italienische Wurst-Chaffles ... 26
Käse Knoblauch Chaffle ... 28
Chicken Chaffle Sandwich ... 30
Energy Booster Frühstück Smoothie ... 32
Blackberry Smoothie ... 33

FISCH & FISCH REZEPTE ... 35
Buttery Shrimp ... 36

FLEISCHLOSE MAHLZEITEN ... 38
Mexikanische Blumenkohl Reis ... 39
Balsamico Zucchini Nudeln ... 41

SOUPS, STEWS & SALADS ... 43
AvocadoSuppe ... 44

BRUNCH & DINNER ... 45
Olivenkäse Omelet ... 46

DESSERTS & DRINKS ... 48
Choco Frosty ... 48

FRÜHSTÜCK REZEPTE ... 50
Iced Matcha Latte ... 50
Gebräunte Butter Kürbis Latte ... 51

APPETIZERS UND DESSERTS ... 53

Caprese Snack 53
SCHWEINE-, RIND- & LAMMREZEPTE 55
Spinat Pork Roll Ups 56
Schweinefleisch mit Butternuss Squash Eintopf 58
Hamburger Patties 60
Gefüllte Schweinekoteletts 62
Keto Taco Casserole 63
Rinderbraten 65
FISCHREZEPTE 53
Knoblauchgarnelen mit Ziegenkäse 53
VEGAN & VEGETARISCH 55
Gebräunte Butter Blumenkohl-Mash 55
HÜHNER- UND GEFLÜGELREZEPTE 57
Türkei mit Sahnekäsesauce 57
FRÜHSTÜCK REZEPTE 59
Flachs Mandel Muffins 59
Mandel Hanf Herz Porridge 61
Mittagessen Rezepte 63
Zitronen Zucchini Nudeln 63
Mexikanische Blumenkohl Reis 65
ABENDESSEN REZEPTE 67
Zitrone Knoblauch Pilze 67
Tomatenspargelsalat 69
DESSERT-REZEPTE 71
Zitronenmousse 71
FRÜHSTÜCK REZEPTE 72
Mandelbutter Shake 72
Eiersalat 74
SNACK-REZEPTE 76
Speck gewickelt Avocado 76

ABENDESSEN REZEPTE	78
Huhn Kebab	78
UNGEWÖHNLICHE LECKERE MEAL RECIPES	82
Blackberry Clafoutis Tarts	82
KETO DESSERTS RECIPES	85
Safran Kokosriegel	85
Aromen Kürbisriegel	87
Kuchen	89
Gooey Schokoladenkuchen	89
Mehlloser Chocé-Kuchen	91
SÜßIGKEITEN: ANFÄNGER	93
Erdbeer-Süßigkeiten	93
Blackberry Candy	95
COOKIES: ANFÄNGER	96
Einfache Kokos-Cookies	96
Knusprige Shortbread Cookies	98
Himbeerjoghurt	99
Kokosbutter Popsicle	100
Zwischenstufe: Chicago Italian Beef Sandwich	101
LUNCH RECIPES	104
Zwischenstufe: Kokosbrotbrote	104
SNACKS REZEPTE	106
Rye Crackers	106
DAS KETO MITTAGESSEN	108
Montag: Mittagessen: Keto Fleischbällchen	108
Montag: Abendessen: Rindfleisch kurze Rippen in einem langsamen Herd	110

SMOOTHIES & FRÜHSTÜCK RECIPES

Chaffles mit karamellisierten Äpfeln und Joghurt

Servieren: 2

Zubereitungszeit: 5 Minuten

Kochzeit: 10 Minuten

Zutaten

- 1 Esslöffel ungesalzene Butter
- 1 Esslöffel goldbrauner Zucker
- 1 Granny Smith Apfel, entkernt und dünn geschnitten
- 1 Prise Salz
- 2 Vollkorn-Gefrorene Waffeln, geröstet
- 1/2 Tasse Mozzarella-Käse, geschreddert
- 1/4 Tasse Yoplait® Original Französisch Vanille Joghurt

Richtung

1. Die Butter in einer großen Pfanne bei mittlerer Hitze schmelzen, bis sie zu bräunen beginnt. Mozzarella-Käse hinzufügen und gut rühren.

2. Zucker, Apfelscheiben und Salz dazugeben und unter häufigem Rühren kochen, bis die Äpfel weich und zart sind, ca. 6 bis 9 Minuten.
3. Legen Sie jeweils eine warme Waffel auf einen Teller, oben mit Joghurt und Äpfeln. Warm servieren.

Ernährung:

Kalorien: 240 Kalorien

Gesamtfett: 10.4 g

Cholesterin: 54 mg

Natrium: 226 mg

Kohlenhydrate insgesamt: 33.8 g

Protein: 4,7 g

Chaffle Ice Cream Bowl

Zubereitungszeit: 5 Minuten

Kochzeit: 0 Minuten

Portionen: 2

Zutaten:

- 4 einfache Spreuen
- 2 Kugeln Keto-Eis
- 2 Teelöffel zuckerfreier Schokoladensirup

Methode:

1. Ordnen Sie 2 grundlegende Skel in einer Schüssel, nach dem konturierten Design der Schüssel.
2. Top mit dem Eis.
3. Mit dem Sirup oben aufträimmern.
4. Dienen.

Nährwert:

- Kalorien 181
- Fett insgesamt 17.2g
- Gesättigtes Fett 4.2g
- Cholesterin 26mg
- Natrium 38mg
- Gesamt Kohlenhydrate 7g
- Nahrungsfaser 1g
- Zucker insgesamt 4.1g

- Protein 0.4g
- Kalium 0mg

Zucchini Chaffle

Zubereitungszeit: 10 Minuten

Kochzeit: 8 Minuten

Portionen: 2

Zutaten:

- 1 Tasse Zucchini, gerieben
- 1/4 Tasse Mozzarella-Käse, geschreddert
- 1 Ei, geschlagen
- 1/2 Tasse Parmesankäse, geschreddert
- 1 Teelöffel getrocknetes Basilikum
- Salz und Pfeffer nach Geschmack

Methode:

1. Heizen Sie Ihren Waffelmacher vor.
2. Prise Salz über die Zucchini streuen und mischen.
3. Lassen Sie für 2 Minuten sitzen.
4. Zucchini mit Papiertuch umwickeln und quetschen, um Wasser loszuwerden.
5. In eine Schüssel geben und die restlichen Zutaten unterrühren.
6. Die Hälfte der Mischung in den Waffelmacher gießen.
7. Schließen Sie das Gerät.
8. Kochen Sie für 4 Minuten.
9. Machen Sie die zweite Spreu nach den gleichen Schritten.

Nährwert:

- Kalorien 194
- Gesamtfett 13 g
- Gesättigte Fettsäuren 7 g
- Cholesterin 115 mg
- Natrium 789 mg
- Kalium 223 mg
- Gesamt kohlenhydratreiche 4 g
- Ballaststoffe 1 g
- Protein 16 g
- Gesamtzucker 2 g

Taco Chaffle

Zubereitungszeit: 15 Minuten

Kochzeit: 20 Minuten

Portionen: 4

Zutaten:

- 1 Esslöffel Olivenöl
- 1 Pfund Hackfleisch
- 1 Teelöffel gemahlener Kreuzkümmel
- 1 Teelöffel Chilipulver
- 1/4 Teelöffel Zwiebelpulver
- 1/2 Teelöffel Knoblauchpulver
- Salz nach Geschmack
- 4 einfache Spreuen
- 1 Tasse Kohl, gehackt
- 4 Esslöffel Salsa (zuckerfrei)

Methode:

1. Das Olivenöl bei mittlerer Hitze in eine Pfanne gießen.
2. Fügen Sie das gemahlene Rindfleisch hinzu.
3. Mit dem Salz und den Gewürzen abschmecken.
4. Kochen bis braun und krümelig.
5. Falten Sie die Waffel, um eine "Taco-Schale" zu erstellen.
6. Füllen Sie jede Spreu Taco mit Kohl.
7. Top mit dem gemahlenen Rindfleisch und Salsa.

Nährwert:

- Kalorien 255
- Fett insgesamt 10.9g
- Gesättigtes Fett 3.2g
- Cholesterin 101mg
- Natrium 220mg
- Kalium 561mg
- Gesamt Kohlenhydrate 3g
- Nahrungsfaser 1g
- Protein 35.1g
- Zucker insgesamt 1.3g

Choco Macadamia Smoothie

Zubereitungszeit: 5 Minuten Kochzeit: 5 Minuten

Servieren: 1

Zutaten:

- 1 EL ungesüßtes Kakaopulver
- 2 EL Chia-Samen
- 1 EL Kokosbutter
- 1 TL MCT-Öl
- 2 EL Macadamia-Nüsse
- 1 Tasse ungesüßte Mandelmilch

Wegbeschreibungen:

- Fügen Sie alle Zutaten in den Mixer und mischen, bis glatt.
- Servieren und genießen.

Nährwert (Betrag pro Portion):

Kalorien 368

Fett 35,2 g

Kohlenhydrate 13,7 g

Zucker 1,8 g

Protein 7,5 g

Cholesterin 0 mg

Huhn Parmesan Chaffle

Zubereitungszeit: 15 Minuten

Kochzeit: 8 Minuten

Portionen: 2

Zutaten:

Chaffle

- 1 Ei, geschlagen
- 1/4 Tasse Cheddar-Käse, geschreddert
- 1/8 Tasse Parmesankäse, gerieben
- 1 Teelöffel Frischkäse
- 1/2 Tasse Hähnchenbrustfleisch, geschreddert
- 1/8 Teelöffel Knoblauchpulver
- 1 Teelöffel italienische Würze

Toppings

- 1 Esslöffel Pizzasauce (zuckerfrei)
- 2 Provolone-Käsescheiben

Methode:

1. Schließen Sie Ihren Waffelhersteller an.
2. Kombinieren Sie alle Spreu-Zutaten in einer Schüssel.
3. Gut mischen.
4. Die Hälfte der Mischung dem Waffelmacher hinzufügen.
5. Kochen Sie für 4 Minuten.

6. Wiederholen Sie dies mit der nächsten Spreu.
7. Die Pizzasauce auf jede Spreu verteilen und Provolone darauf legen.

Nährwert:

- Kalorien 125
- Fett insgesamt 8.3g
- Gesättigte Fettsäuren 4 g
- Cholesterin 115,3mg
- Natrium 285,7mg
- Kalium 760 mg
- Kohlenhydrate insgesamt 2.6g
- Ballaststoffe 0.3g
- Protein 9.4g

Chaffle Cream Cake

Zubereitungszeit: 20 Minuten

Kochzeit: 30 Minuten

Portionen: 8

Zutaten:
Chaffle

- 4 Unzen Frischkäse
- 4 Eier
- 1 Esslöffel Butter, geschmolzen
- 1 Teelöffel Vanilleextrakt
- 1/2 Teelöffel Zimt
- 1 Esslöffel Süßstoff
- 4 Esslöffel Kokosmehl
- 1 Esslöffel Mandelmehl
- 1 1/2 Teelöffel Backpulver
- 1 Esslöffel Kokosflocken (zuckerfrei)
- 1 Esslöffel Walnüsse, gehackt

Zuckerguss

- 2 Unzen Frischkäse
- 2 Esslöffel Butter
- 2 Esslöffel Süßstoff
- 1/2 Teelöffel Vanille

Methode:

1. Kombinieren Sie alle Spreu-Zutaten außer Kokosflocken und Walnüsse in einem Mixer.
2. Mischen, bis glatt.
3. Schließen Sie Ihren Waffelhersteller an.
4. Fügen Sie etwas von der Mischung zum Waffelmacher hinzu.
5. Kochen Sie für 3 Minuten.
6. Wiederholen Sie die Schritte, bis der verbleibende Teig verwendet wird.
7. Während Sie die Sakel abkühlen lassen, machen Sie das Frosten, indem Sie alle Zutaten kombinieren.
8. Verwenden Sie einen Mixer, um Frosting zu kombinieren und in flauschige Konsistenz zu verwandeln.
9. Die Frostung auf den Spreuen verteilen.

Nährwert:

- Kalorien 127
- Fett insgesamt 13.7g
- Gesättigtes Fett 9 g
- Cholesterin 102,9mg
- Natrium 107,3mg
- Kalium 457 mg
- Kohlenhydrate insgesamt 5.5g
- Ballaststoffe 1.3g
- Protein 5.3g
- Zucker insgesamt 1.5g

23

Cornbread Chaffle

Zubereitungszeit: 5 Minuten

Kochzeit: 8 Minuten

Portionen: 2

Zutaten:

- 1 Ei, geschlagen
- 1/2 Tasse Cheddar-Käse, geschreddert
- 5 Scheiben eingelegt jalapeno, gehackt und entwässert
- 1 Teelöffel heiße Sauce
- 1/4 Teelöffel Maisextrakt
- Salz nach Geschmack

Methode:

1. Kombinieren Sie alle Zutaten in einer Schüssel, während Sie Ihren Waffelmacher vorheizen.
2. Fügen Sie die Hälfte der Mischung zum Gerät hinzu.
3. Versiegeln und kochen für 4 Minuten.
4. 2 Minuten auf einem Teller abkühlen lassen.
5. Wiederholen Sie die Schritte für die zweite Spreu.

Nährwert:

- Kalorien150
- Fett insgesamt 11.8g
- Gesättigte Fettsäuren 7 g
- Cholesterin 121mg
- Natrium 1399,4mg
- Kalium 350 mg

- Kohlenhydrate insgesamt 1.1g
- Nahrungsfaser 0g
- Protein 9.6g
- Zucker insgesamt 0.2g

Italienische Wurst-Chaffles

Zubereitungszeit: 5 Minuten

Kochzeit: 8 Minuten

Portionen: 2

Zutaten:

- 1 Ei, geschlagen
- 1 Tasse Cheddar-Käse, geschreddert
- 1/4 Tasse Parmesankäse, gerieben
- 1 Lb. Italienische Wurst, zerbröselt
- 2 Teelöffel Backpulver
- 1 Tasse Mandelmehl

Methode:

1. Heizen Sie Ihren Waffelmacher vor.
2. Mischen Sie alle Zutaten in einer Schüssel.
3. Die Hälfte der Mischung in den Waffelmacher gießen.
4. Bedecken und kochen für 4 Minuten.
5. Transfer auf eine Platte.
6. Lassen Sie es abkühlen, um es knusprig zu machen.
7. Gehen Sie die gleichen Schritte, um die nächste Waffel zu machen.

Nährwert:

- Kalorien 332
- Fett insgesamt 27.1g

- Gesättigte Fettsäuren 10.2g
- Cholesterin 98mg
- Natrium 634mg
- Kohlenhydrate insgesamt 1.9g
- Ballaststoffe 0.5g
- Zucker insgesamt 0,1 g
- Protein 19,6 g
- Kalium 359mg

Käse Knoblauch Chaffle

Zubereitungszeit: 10 Minuten

Kochzeit: 8 Minuten

Portionen: 2

<u>Zutaten:</u>
Chaffle

- 1 Ei
- 1 Teelöffel Frischkäse
- 1/2 Tasse Mozzarella-Käse, geschreddert
- 1/2 Teelöffel Knoblauchpulver
- 1 Teelöffel italienische Würze

Topping

- 1 Esslöffel Butter
- 1/2 Teelöffel Knoblauchpulver
- 1/2 Teelöffel italienische Würze
- 2 Esslöffel Mozzarella-Käse, geschreddert

<u>Methode:</u>

1. Stecken Sie Ihren Waffelmacher ein, um vorzuheizen.
2. Heizen Sie Ihren Ofen auf 350 Grad F vor.
3. In einer Schüssel alle Spreu-Zutaten kombinieren.
4. Kochen Sie in der Waffel maker für 4 Minuten pro Waffel.

5. Transfer in eine Backform.
6. Butter auf jeder Spreu verteilen.
7. Knoblauchpulver und italienische Würze darüber streuen.
8. Top mit Mozzarella-Käse.
9. Backen, bis der Käse geschmolzen ist.

Nährwert:

- Kalorien 141
- Gesamtfett 13 g
- Gesättigte Fettsäuren 8 g
- Cholesterin 115,8 mg
- Natrium 255,8 mg
- Kalium 350 mg
- Kohlenhydrate insgesamt 2.6g
- Ballaststoffe 0.7g

Chicken Chaffle Sandwich

Zubereitungszeit: 5 Minuten

Kochzeit: 15 Minuten

Portionen: 2

Zutaten:

- 1 Hähnchenbrustfilet, in Streifen geschnitten
- Salz und Pfeffer nach Geschmack
- 1 Teelöffel getrockneter Rosmarin
- 1 Esslöffel Olivenöl
- 4 einfache Spreuen
- 2 Esslöffel Butter, geschmolzen
- 2 Esslöffel Parmesankäse, gerieben

Methode:

1. Die Hähnchenstreifen mit Salz, Pfeffer und Rosmarin würzen.
2. Olivenöl bei mittlerer Hitze in eine Pfanne geben.
3. Kochen Sie das Huhn bis braun auf beiden Seiten.
4. Butter auf jeder Spreu verteilen.
5. Käse darüber streuen.
6. Legen Sie das Huhn oben und oben mit einer anderen Spreu.

Nährwert:

- Kalorien 262

- Gesamtfett 20g
- Gesättigtes Fett 9.2g
- Cholesterin 77mg
- Natrium 270mg
- Kalium 125mg
- Gesamt Kohlenhydrate 1g
- Ballaststoffe 0.2g
- Protein 20.2g
- Zucker insgesamt 0g

Energy Booster Frühstück Smoothie

Zubereitungszeit: 5 Minuten Kochzeit: 5 Minuten

Servieren: 1

Zutaten:

- 1 Tasse ungesüßte Mandelmilch
- 1/2 Tasse Eis
- 1 1/2 TL Macapulver
- 1 EL Mandelbutter
- 1 EL MCT-Öl

Wegbeschreibungen:

1. Fügen Sie alle Zutaten in den Mixer und mischen, bis glatt.
2. Servieren und genießen.

Nährwert (Betrag pro Portion):

Kalorien 248

Fett 26,5 g

Kohlenhydrate 4,5 g

Zucker 1,2 g

Protein 4,9 g

Cholesterin 0 mg

Blackberry Smoothie

Zubereitungszeit: 5 Minuten Kochzeit: 5 Minuten

Servieren: 2

Zutaten:

- 1 Tasse ungesüßte Mandelmilch
- 1/2 Tasse Eis
- 1/2 TL Vanille
- 1 TL Erythritol
- 2 oz Frischkäse, weich
- 4 EL schwere Schlagsahne
- 2 oz frische Brombeeren

Wegbeschreibungen:

1. Fügen Sie alle Zutaten in den Mixer und mischen, bis glatt.
2. Servieren und genießen.

Nährwert (Betrag pro Portion):

Kalorien 238

Fett 22,9 g

Kohlenhydrate 5,9 g

Zucker 4,1 g

Protein 3,7 g

Cholesterin 72 mg

FISCH & FISCH REZEPTE

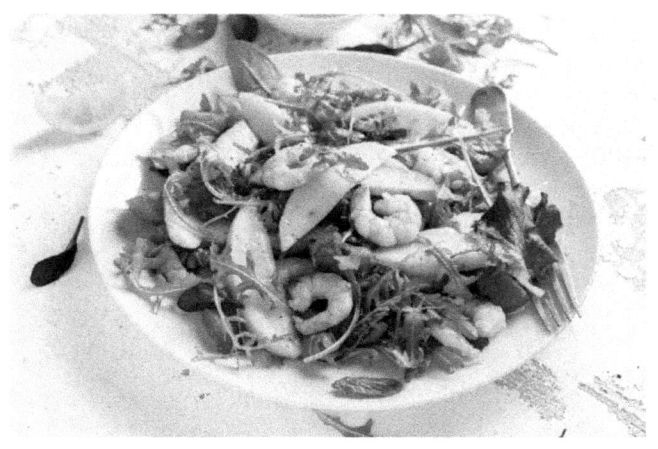

Buttery Shrimp

Zubereitungszeit: 5 Minuten Kochzeit: 15 Minuten

Servieren: 4

Zutaten:

- 1 1/2 lbs Garnelen
- 1 EL italienische Würze
- 1 Zitrone, in Scheiben geschnitten
- 1 Stock Butter, geschmolzen

Wegbeschreibungen:

1. Alle Zutaten in die große Rührschüssel geben und gut werfen.
2. Garnelenmischung auf Backblech übertragen.
3. Backen Sie bei 350 F für 15 Minuten.
4. Servieren und genießen.

Nährwert (Betrag pro Portion):

Kalorien 415

Fett 26 g

Kohlenhydrate 3 g

Zucker 0,3 g

Protein 39 g

Cholesterin 421 mg

FLEISCHLOSE MAHLZEITEN

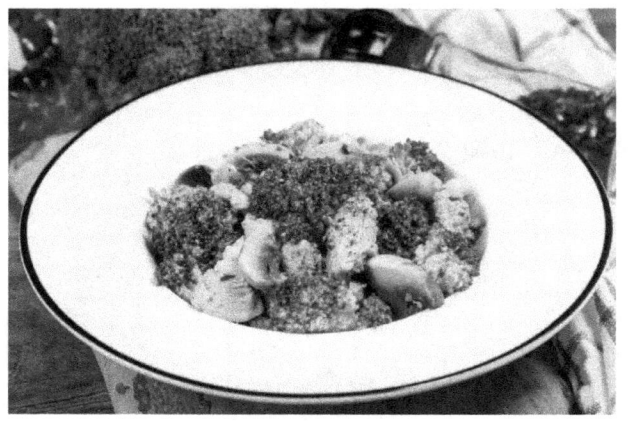

Mexikanische Blumenkohl Reis

Zubereitungszeit: 10 Minuten Kochzeit: 10 Minuten

Servieren: 3

Zutaten:

- 1 großer Blumenkohlkopf, in Röschen geschnitten
- 2 Knoblauchzehen, gehackt
- 1 Zwiebel, gewürfelt
- 1 EL Olivenöl
- 1/4 Tasse Gemüsebrühe
- 3 EL Tomatenmark
- 1/2 TL Kreuzkümmel
- 1 TL Salz

Wegbeschreibungen:

1. Fügen Sie Blumenkohl in der Küchenmaschine hinzu und verarbeiten Sie sie, bis es wie Reis aussieht.
2. Öl in einer Pfanne bei mittlerer Hitze erhitzen.
3. Zwiebel und Knoblauch zugeben und 3 Minuten sautieren.
4. Blumenkohlreis, Kreuzkümmel und Salz zugeben und gut umrühren.
5. Brühe und Tomatenmark zugeben und rühren, bis gut kombiniert.
6. Servieren und genießen.

Nährwert (Betrag pro Portion):

Kalorien 90

Fett 5 g

Kohlenhydrate 10 g

Zucker 4 g

Protein 3 g

Cholesterin 0 mg

Balsamico Zucchini Nudeln

Zubereitungszeit: 10 Minuten Kochzeit: 15 Minuten Servieren: 4

Zutaten:

- 4 Zucchinis, spiralisiert mit einem Slicer
- 1 1/2 EL Balsamico-Essig
- 1/4 Tasse frische Basilikumblätter, gehackt
- 4 Mozzarellakugeln, geviertelt
- 1 1/2 Tassen Kirschtomaten, halbiert
- 2 EL Olivenöl
- Pfeffer
- Salz

Wegbeschreibungen:

1. Zucchini-Nudeln in eine Schüssel geben und mit Pfeffer und Salz abschmecken. 10 Minuten beiseite stellen.
2. Mozzarella, Tomaten und Basilikum zugeben und gut begießen.
3. Mit Öl und Balsamico-Essig betränkt.
4. Servieren und genießen.

Nährwert (Betrag pro Portion):

Kalorien 222

Fett 15 g

Kohlenhydrate 10 g

Zucker 5,8 g

Protein 9,5 g

Cholesterin 13 mg

SOUPS, STEWS & SALADS

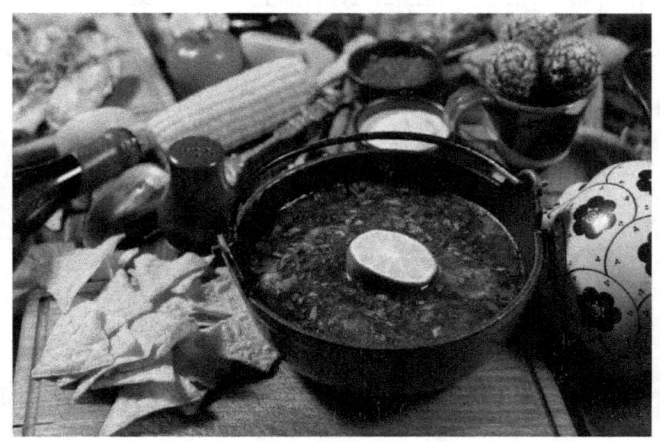

AvocadoSuppe

Zubereitungszeit: 10 Minuten Kochzeit: 10 Minuten

Servieren: 6

Zutaten:

- 2 Avocados, geschält und entsteint
- 1 Tasse schwere Sahne
- 2 EL trockener Sherry
- 2 Tassen Gemüsebrühe
- 1/2 TL frischer Zitronensaft
- Pfeffer
- Salz

Wegbeschreibungen:

1. Avocado, Zitronensaft, Sherry und Brühe in den Mixer geben und glatt mischen.
2. Mischung in eine Schüssel gießen und Sahne unterrühren.
3. Mit Pfeffer und Salz abschmecken.
4. Servieren und genießen.

Nährwert (Betrag pro Portion):

Kalorien 102

Fett 9,5 g

Kohlenhydrate 1,9 g

Zucker 0,3 g

Protein 2,4 g

Cholesterin 27 m

BRUNCH & DINNER

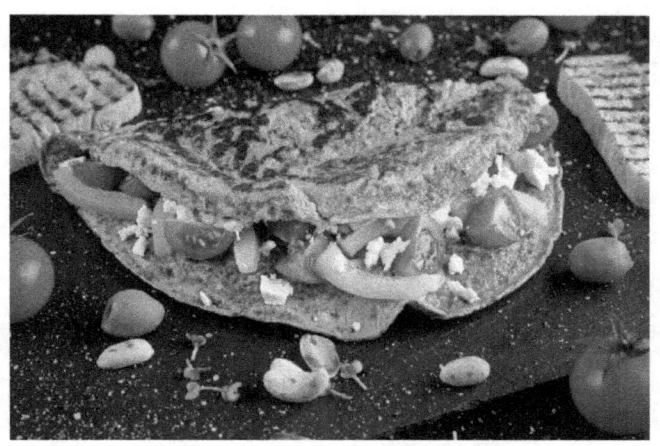

Olivenkäse Omelet

Zubereitungszeit: 10 Minuten Kochzeit: 5 Minuten

Servieren: 4

Zutaten:

- 4 große Eier
- 2 unzen Käse
- 12 Oliven, entsteint
- 2 EL Butter
- 2 EL Olivenöl
- 1 TL Kraut de Provence
- 1/2 TL Salz

Wegbeschreibungen:

1. Alle Zutaten außer Butter in eine Schüssel geben, die gut bis schaumig ist.
2. Butter in einer Pfanne bei mittlerer Hitze schmelzen.
3. Eiermischung auf heiße Pfanne geben und gleichmäßig verteilen.
4. Bedecken und kochen für 3 Minuten.
5. Omelett auf die andere Seite drehen und 2 Minuten mehr kochen.
6. Servieren und genießen.

Nährwert (Betrag pro Portion):

Kalorien 250

Fett 23 g

Kohlenhydrate 2 g

Zucker 1 g

Protein 10 g

Cholesterin 216 mg

DESSERTS & DRINKS

Choco Frosty

Zubereitungszeit: 5 Minuten Kochzeit: 5 Minuten

Servieren: 4

Zutaten:

- 1 TL Vanille
- 8 Tropfen flüssiges Stevia
- 2 EL ungesüßtes Kakaopulver
- 1 EL Mandelbutter
- 1 Tasse schwere Sahne

Wegbeschreibungen:

1. Alle Zutaten in die Rührschüssel geben und mit Tauchmixer schlagen bis sich weiche Spitzen bilden.
2. 30 Minuten im Kühlschrank aufstellen.
3. Fügen Sie frostige Mischung in den Rohrsack und Rohr in Serviergläser.
4. Servieren und genießen.

Nährwert (Betrag pro Portion):

Kalorien 240

Fett 25 g

Kohlenhydrate 4 g

Zucker 3 g

Protein 3 g

Cholesterin 43 mg

FRÜHSTÜCK REZEPTE

Iced Matcha Latte

Serviert: 1

Vorbereitungszeit: 10 Min.

Zutaten

- 1 Esslöffel Kokosöl
- 1 Tasse ungesüßte Cashewmilch
- 1 Teelöffel Matcha Pulver
- 2 Eiswürfel
- 1/8 Teelöffel Vanillebohne

Wegbeschreibungen

1. Alle Zutaten in einem Mixer vermischen und glatt mischen.
2. Gießen Sie in ein Glas zu dienen.

Ernährungsmenge pro Portion

Kalorien 161

Gesamtfett 16g 21% gesättigtes Fett 12g 60%

Cholesterin 3mg 1%

Natrium 166mg 7%

Gesamt kohlenhydratreiche 2.9g 1% Ballaststoffe 2g 7%

Zucker insgesamt 1.4g Protein 2.4g

Gebräunte Butter Kürbis Latte

Serviert: 2

Vorbereitungszeit: 10 Min.

Zutaten

- 2 Schüsse Espresso
- 2 Esslöffel Butter
- 2 Kugeln Stevia
- 2 Tassen heiße Mandelmilch
- 4 Esslöffel Kürbispüree

Wegbeschreibungen

1. Butter bei geringer Hitze in einer kleinen Pfanne erhitzen und leicht braun lassen.
2. Brauen Sie zwei Schüsse Espresso und rühren Sie in der Stevia.
3. Gebräunte Butter zusammen mit Kürbispüree und heißer Mandelmilch hinzufügen.
4. Mischen Sie für etwa 10 Sekunden auf hoch und gießen Sie in 2 Tassen zu dienen.

Ernährungsmenge pro Portion

Kalorien 227

Gesamtfett 22.6g 29% gesättigtes Fett 18.3g 92%

Cholesterin 31mg 10%

Natrium 93mg 4%

Kohlenhydrate insgesamt 4.5g 2% Ballaststoffe 0.9g 3%

Gesamtzucker 1g, Protein 1.5g

APPETIZERS UND DESSERTS

Caprese Snack

Serviert: 4

Vorbereitungszeit: 5 Min.

Zutaten

- 8 Unzen Mozzarella, Mini-Käsebällchen
- Kirschtomaten mit 8 Unzen
- 2 Esslöffel grünes Pesto
- Salz und schwarzer Pfeffer, nach Geschmack
- 1 Esslöffel Knoblauchpulver

Wegbeschreibungen

1. Die Mozzarella-Kugeln und Tomaten halbieren.
2. Das grüne Pesto unterrühren und mit Knoblauchpulver, Salz und Pfeffer abschmecken.

Ernährungsmenge pro Portion

Kalorien 407

Gesamtfett 34.5g 44% gesättigte Fettsäuren 7.4g 37%

Cholesterin 30mg 10%

Natrium 343mg 15%

Kohlenhydrate insgesamt 6.3g 2% Ballaststoffe 0.9g 3%

Gesamtzucker 2g Protein 19.4g

SCHWEINE-, RIND- & LAMMREZEPTE

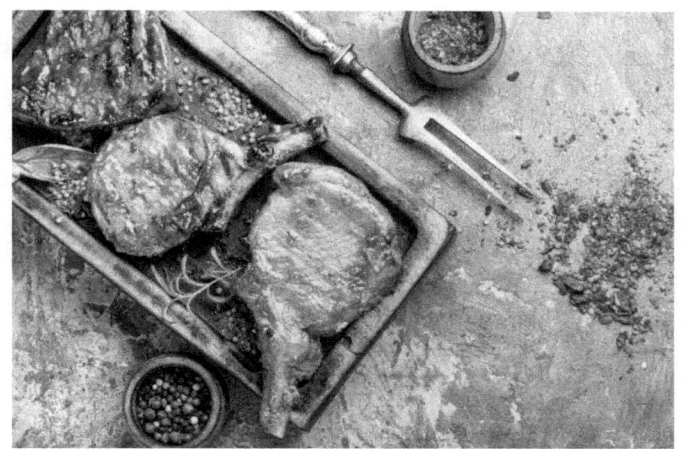

Spinat Pork Roll Ups

Serviert: 8

Vorbereitungszeit:

15 Min. Zutaten

- 2 Teelöffel Honigsenf
- 8 dünne Scheiben Speck, geräuchert
- 1 Tasse Monterey Jack Käse, längs in Viertel geschnitten
- 1 Tasse frische BabySpinatblätter
- 1/2 mittelrote Paprika, entkernt und in dünne Streifen geschnitten Richtungen

1. Den Honigsenf über Speckscheiben verteilen.
2. Spinatblätter auf 8 Teller verteilen und Speckscheiben darauf legen.
3. Top mit roter Paprika und Käse zu servieren.

Ernährungsmenge pro Portion

Kalorien 161	Kohlenhydrate insgesamt
Gesamtfett 12.3g 16%	1.6g 1% Ballaststoffe 0.2g
gesättigte Fettsäuren	1%
5.3g 27% Cholesterin	Zucker insgesamt
33mg 11%	0,7g Protein
Natrium 524mg 23%	10,7g

Schweinefleisch mit Butternuss Squash Eintopf

Serviert: 4

Vorbereitungszeit:

40 Min. Zutaten

- 1/2 Pfund Butternusskürbis, geschält und gewürfelt
- 1 Pfund mageres Schweinefleisch
- 2 Esslöffel Butter
- Salz und schwarzer Pfeffer, nach Geschmack
- 1 Tasse Rinderbrühe Anfahrt

1. Die Butter und das magere Schweinefleisch in eine Pfanne geben und ca. 5 Minuten kochen.
2. Butternusskürbis, Rinderbrühe zugeben und mit Salz und schwarzem Pfeffer abschmecken.
3. Mit Deckel abdecken und ca. 25 Minuten bei mittlerer Hitze kochen.
4. In eine Schüssel austochen und heiß servieren.

Ernährungsmenge pro Portion

Kalorien 319

Gesamtfett 17.1g 22% gesät-

tigte Fettsäuren 7.9g 39%

Cholesterin 105mg 35%

Natrium 311mg 14%

Kohlenhydrate insgesamt

6.7g 2% Ballaststoffe 1.1g

4%

Zucker insgesamt

1.3g Protein

33.7g

Hamburger Patties

Serviert: 6

Vorbereitungszeit: 30 Min.

Zutaten

- 1 Ei
- 25 Unzen Hackfleisch
- 3 Unzen Feta-Käse, zerbröselt
- 2 unzen Butter, zum Braten
- Salz und schwarzer Pfeffer, nach Geschmack

Wegbeschreibungen

1. Ei, gemahlenes Rindfleisch, Fetakäse, Salz und schwarzen Pfeffer in einer Schüssel vermischen.
2. Kombinieren Sie gut und bilden gleiche Größe Patties.
3. Butter in einer Pfanne erhitzen und Patties hinzufügen.
4. Kochen Sie bei mittlerer niedriger Hitze ca. 3 Minuten pro Seite.
5. Austeilen und warm servieren.

Ernährungsmenge pro Portion

Kalorien 335

Gesamtfett 18.8g 24% gesättigte Fettsäuren 10g 50%

Cholesterin 166mg 55%

Natrium 301mg 13%

Kohlenhydrate insgesamt 0.7g 0% Ballaststoffe 0g 0%

Zucker insgesamt 0,7g Protein 38,8 g

Gefüllte Schweinekoteletts

Serviert: 6

Vorbereitungszeit:

40 Min. Zutaten

- 4 Knoblauchzehen, gehackt
- 2 Pfund schneiden knochenlose Schweinekoteletts
- 1 1/2 Teelöffel Salz
- 8 Unzen Provolonkäse
- 2 Tassen BabySpinat

Anfahrt

1. Den Ofen auf 3500F vorheizen und ein Backblech einfetten
2. Knoblauch mit Salz vermischen und auf einer Seite der Schweinekoteletts reiben.
3. Die Hälfte der Schweinekoteletts Knoblauchseite auf ein Backblech legen und mit Spinat und Provolone-Käse aufteilen.
4. Top mit Rest der Schweinekoteletts Knoblauch Seite nach oben und in den Ofen legen.
5. Backen Sie für ca. 30 Minuten und speisen Sie heiß

Keto Taco Casserole

Serviert: 8

Vorbereitungszeit:

55 min Zutaten

- 2 Pfund Hackfleisch
- 1 Esslöffel natives Olivenöl extra
- Taco Gewürzmischung, koscheres Salz und schwarzer Pfeffer
- 2 Tassen mexikanischen Käse, geschreddert
- 6 große Eier, leicht geschla-

gene Anfahrt

1. Den Ofen auf 3600F vorheizen und eine 2-Quart-Backform einfetten.
2. Öl bei mittlerer Hitze in einer großen Pfanne erhitzen und Hackfleisch hinzufügen.
3. Mit Taco-Gewürzmischung, koscherem Salz und schwarzem Pfeffer würzen.
4. Kochen Sie für ca. 5 Minuten auf jeder Seite und aufteilen, um leicht abkühlen lassen.
5. Eier in der Rindfleischmischung verrühren und auf die Backform übertragen.
6. Top mit mexikanischem Käse und backen für ca. 25 Minuten bis zum Set.
7. Aus dem Ofen nehmen und warm servieren.

Nährwert pro Portion Kalorien 382

Gesamtfett 21.6g 28% gesättigtes Fett 9.1g 45% Cholesterin 266mg 89%

Natrium 363mg 16%

Kohlenhydrate insgesamt 1.7g 1% Ballaststoffe 0g 0%

Zucker insgesamt 0.4g Protein 45.3g

Rinderbraten

Serviert: 6

Vorbereitungszeit: 55 Min.

Zutaten

- 2 Pfund Rindfleisch
- Salz und schwarzer Pfeffer, nach Geschmack
- 1 Tasse Zwiebelsuppe
- 2 Teelöffel Zitronensaft
- 1 Tassen Rinderbrühe

Wegbeschreibungen

1. Das Rindfleisch in einen Schnellkochtopf geben und die Rinderbrühe, den Zitronensaft, die Zwiebelsuppe, das Salz und den schwarzen Pfeffer unterrühren.
2. Den Deckel verriegeln und bei Hochdruck ca. 40 Minuten kochen.
3. Lassen Sie natürlich den Druck los und speisen Sie auf einem Teller zum Servieren aus.

Ernährungsmenge pro Portion

Kalorien 307

Gesamtfett 10.2g 13% gesättigte Fettsäuren 3.7g

19% Cholesterin 135mg 45%

Natrium 580mg 25%

Kohlenhydrate insgesamt 2.9g 1% Ballaststoffe 0.3g 1%

Zucker insgesamt 1.3g Protein 47.9g

FISCHREZEPTE

Knoblauchgarnelen mit Ziegenkäse

Serviert: 4

Vorbereitungszeit: 30 Min.

Zutaten

- 4 Esslöffel Kräuterbutter
- Salz und schwarzer Pfeffer, nach Geschmack
- 1 Pfund große rohe Garnelen
- 4 Unzen Ziegenkäse
- 4 Knoblauchzehen, gehackt

Wegbeschreibungen

1. Den Ofen auf 3750F vorheizen und eine Backform einfetten.
2. Butter, Knoblauch, rohe Garnelen, Salz und schwarzen Pfeffer in einer Schüssel vermischen.
3. Die marinierten Garnelen auf die Backform legen und mit dem geschredderten Käse aufstocken.
4. In den Ofen stellen und ca. 25 Minuten backen.
5. Nehmen Sie die Garnelen heraus und servieren Sie heiß.

Ernährungsmenge pro Portion

Kalorien 294

Gesamtfett 15g 19% gesättigtes Fett 8.9g 44%

Cholesterin 266mg 89%

Natrium 392mg 17%

Kohlenhydrate insgesamt 2.1g 1% Ballaststoffe 0.1g 0%

Zucker insgesamt 0.8g Protein 35.8g

VEGAN &
VEGETARISCH

Gebräunte Butter Blumenkohl-Mash

Serviert: 4

Vorbereitungszeit: 35 Min.

Zutaten

- 1 gelbe Zwiebel, fein gehackt
- 3/4 Tasse schwere Schlagsahne
- 1 1/2 Pfund Blumenkohl, geschreddert
- Meersalz und schwarzer Pfeffer, nach Geschmack
- 3 1/2 Unzen Butter

Wegbeschreibungen

1. 2 Esslöffel Butter in einer Pfanne bei mittlerer Hitze erhitzen und Zwiebeln hinzufügen.
2. Sauté für ca. 3 Minuten und in eine Schüssel ausspeisen.
3. Blumenkohl, schwere Schlagsahne, Meersalz und schwarzen Pfeffer in der gleichen Pfanne vermischen.
4. Mit Deckel abdecken und bei mittlerer Hitze ca. 15 Minuten kochen.
5. Mit Salz und schwarzem Pfeffer abschmecken und in sautierten Zwiebeln unterrühren.

6. In eine Schüssel austeilen und den Rest der Butter in der Pfanne erhitzen.
7. Kochen, bis die Butter braun und nussig ist und mit Blumenkohlbrei servieren.

Ernährungsmenge pro Portion

Kalorien 309

Gesamtfett 28.7g 37% gesättigte Fettsäuren 18g 90%

Cholesterin 84mg 28%

Natrium 204mg 9%

Kohlenhydrate insgesamt 12.2g 4% Ballaststoffe 4.8g 17%

Zucker insgesamt 5.3g Protein 4.3g

HÜHNER- UND GEFLÜGELREZEPTE

Türkei mit Sahnekäsesauce

Serviert: 4

Vorbereitungszeit: 30 Min.

Zutaten

- 20 Unzen Putenbrust
- 2 Esslöffel Butter
- 2 Tassen schwere Schlagsahne
- Salz und schwarzer Pfeffer, nach Geschmack
- 7 Unzen Frischkäse

Wegbeschreibungen

1. Den Truthahn großzügig mit Salz und schwarzem Pfeffer würzen.
2. Butter in einer Pfanne bei mittlerer Hitze erhitzen und Pute für ca. 5 Minuten auf jeder Seite kochen.
3. Die schwere Schlagsahne und den Frischkäse unterrühren.
4. Bedecken Sie die Pfanne und kochen Sie für ca. 15 Minuten bei mittlerer niedriger Hitze.
5. Austeilen, um heiß zu servieren.

Ernährungsmenge pro Portion

Kalorien 386

Gesamtfett 31.7g 41% gesättigte Fettsäuren 19.2g

96% Cholesterin 142mg 47%

Natrium 1100mg 48% Gesamtkohlenhydrate 6g

2% Ballaststoffe 0,5g 2% Gesamtzucker 3.4g

Protein 19.5g

FRÜHSTÜCK REZEPTE

Flachs Mandel Muffins

Gesamtzeit: 45 Minuten Serviert: 6

Zutaten:

- 1 TL Zimt
- 2 EL Kokosmehl
- 20 Tropfen flüssiges Stevia
- 1/4 Tasse Wasser
- 1/4 TL Vanilleextrakt
- 1/4 TL Backpulver
- 1/2 TL Backpulver
- 1/4 Tasse Mandelmehl
- 1/2 Tasse gemahlener Flachs
- 2 EL gemahlener Chia

Wegbeschreibungen:

Den Ofen auf 350 F/ 176 C vorheizen.

1. Muffintablett mit Kochspray besprühen und beiseite stellen.
2. In einer kleinen Schüssel 6 Esslöffel Wasser und

gemahlenen Chia hinzufügen. Gut mischen und beiseite stellen.
3. In einer Rührschüssel gemahlener Flachs, Backpulver, Backpulver, Zimt, Kokosmehl und Mandelmehl dazugeben und gut vermischen.
4. Chia-Samen-Mischung, Vanille, Wasser und flüssiges Stevia zugeben und gut umrühren.
5. Die Mischung in das vorbereitete Muffintablett gießen und im vorgeheizten Ofen 35 Minuten backen.
6. Servieren und genießen.

Nährwert (Menge pro Portion): Kalorien 92; Fett 6,3 g; Kohlenhydrate 6,9 g;
Zucker 0,4 g; Protein 3,7 g; Cholesterin 0 mg;

Mandel Hanf Herz Porridge

Gesamtzeit: 10 Minuten

Serviert: 2

Zutaten:

- 1/4 Tasse Mandelmehl
- 1/2 TL Zimt
- 3/4 TL Vanilleextrakt
- 5 Tropfen Stevia
- 1 EL Chiasamen
- 2 EL gemahlener Leinsamen
- 1/2 Tasse HanfHerzen
- 1 Tasse ungesüßte Kokosmilch

Wegbeschreibungen:

1. Alle Zutaten außer Mandelmehl in einen Topf geben. Rühren zu kombinieren.
2. Bei mittlerer Hitze erhitzen, bis es leicht zu kochen beginnt.
3. Sobald beginnen zu sprudeln, dann gut rühren und kochen für 1 Minute mehr.
4. Von der Hitze nehmen und Mandelmehl unterrühren.
5. Sofort servieren und genießen.

Nährwert (Menge pro Portion): Kalorien 329; Fett 24,4 g; Kohlenhydrate 9.2 g; Zucker 1,8 g; Protein 16,2 g; Cholesterin 0 mg;

Mittagessen Rezepte

Zitronen Zucchini Nudeln

Gesamtzeit: 15 Minuten Serviert: 4

Zutaten:

- 4 kleine Zucchini, spiralisiert in Nudeln
- 2 Knoblauchzehen
- 2 Tassen frische Basilikumblätter
- 2 TL Zitronensaft
- 1/3 Tasse Olivenöl
- Pfeffer
- Salz

Wegbeschreibungen:

1. Knoblauch, Basilikum, Olivenöl und Zitronensaft in den Mixer geben und gut vermischen. Mit Pfeffer und Salz abschmecken.
2. In einer großen Schüssel Pesto und Zucchini-Nudeln kombinieren.
3. Gut umrühren und servieren.

Nährwert (Menge pro Portion): Kalorien 169; Fett 17,1 g; Kohlenhydrate 4.8

g; Zucker 2,2 g; Protein 1,9 g; Cholesterin 0 mg;

Mexikanische Blumenkohl Reis

Gesamtzeit: 25 Minuten Serviert: 4

Zutaten:

- 1 mittlerer Blumenkohlkopf, in Blüten geschnitten
- 1/2 Tasse Tomatensauce
- 1/4 TL schwarzer Pfeffer
- 1 TL Chilipulver
- 2 Knoblauchzehen, gehackt
- 1/2 mittelgroße Zwiebel, gewürfelt
- 1 EL Kokosöl
- 1/2 TL Seesal

Wegbeschreibungen:

1. Fügen Sie Blumenkohlblüten in die Küchenmaschine und verarbeiten, bis es wie Reis aussieht.
2. Öl in einer Pfanne bei mittlerer Hitze erhitzen.
3. Zwiebel in die Pfanne geben und 5 Minuten oder bis zum Erweichen anbraten.
4. Knoblauch hinzufügen und 1 Minute kochen.
5. Blumenkohlreis, Chilipulver, Pfeffer und Salz zugeben. Gut umrühren.
6. Tomatensauce hinzufügen und 5 Minuten kochen lassen.
7. Gut umrühren und warm servieren.

Nährwert (Menge pro Portion): Kalorien 83; Fett 3,7 g; Kohlenhydrate 11,5 g; Zucker 5,4 g; Protein 3,6 g; Cholesterin 0 mg;

ABENDESSEN REZEPTE

Zitrone Knoblauch Pilze

Gesamtzeit: 25 Minuten Serviert: 4

Zutaten:

- 3 oz Enoki Pilze
- 1 EL Olivenöl
- 1 TL Zitronenschale, gehackt
- 2 EL Zitronensaft
- 3 Knoblauchzehen, in Scheiben geschnitten
- 6 Austernpilze, halbiert
- 5 oz Cremini Pilze, in Scheiben geschnitten
- 1/2 rote Chili, in Scheiben geschnitten
- 1/2 Zwiebel, in Scheiben geschnitten
- 1 TL Meersalz

Wegbeschreibungen:

1. Olivenöl in einer Pfanne bei großer Hitze erhitzen.
2. Schalotten, Enokipilze, Austernpilze, Cremini-Pilze und Chili hinzufügen.
3. Gut umrühren und bei mittlerer Hitze 10 Minuten

kochen.

4. Zitronenschale zugeben und gut rühren. Mit Zitronensaft und Salz würzen und 3-4 Minuten kochen lassen.

5. Servieren und genießen.

Nährwert (Menge pro Portion): Kalorien 87; Fett 5,6 g; Kohlenhydrate 7,5 g;
Zucker 1,8 g; Protein 3 g; Cholesterin 8 mg;

Tomatenspargelsalat

Gesamtzeit: 20 Minuten Serviert: 4

Zutaten:

- 1/2 LB Spargel, getrimmt und in Stücke geschnitten
- 8 unzen Kirschtomaten, halbiert
- Zum Ankleiden:
- 1/4 TL Knoblauch- und Kräuterwürzmischung
- 1 EL Essig
- 1 EL Schalotte, gehackt
- 1 Knoblauchzehe, gehackt
- 1 EL Wasser
- 2 EL Olivenöl

Wegbeschreibungen:

1. 1 Esslöffel Wasser und Spargel in eine hitzebeständige Schüssel geben und 2 Minuten mit Klebefolie und Mikrowelle abdecken.
2. Spargel aus Schüssel nehmen und in Eiswasser geben, bis er abkühlen kann.
3. Spargel und Tomaten in eine mittlere Schüssel geben.
4. In einer kleinen Schüssel alle restlichen Zutaten vermischen und über Gemüse gießen.
5. Gemüse gut tosen und servieren.

Nährwert (Menge pro Portion): Kalorien 85; Fett 7,2 g; Kohlenhydrate 5,1 g; Zucker 2,6 g; Protein 1,9 g; Cholesterin 0 mg;

DESSERT-REZEPTE

Zitronenmousse

Gesamtzeit: 10 Minuten Serviert: 2

Zutaten:

- 14 unzen Kokosmilch
- 12 Tropfen flüssiges Stevia
- 1/2 TL Zitronenextrakt
- 1/4 TL Kurkuma

Wegbeschreibungen:

1. Kokosmilchdose für die Übernachtung in den Kühlschrank stellen. Dicke Sahne in eine Rührschüssel auslöffeln.
2. Fügen Sie die restlichen Zutaten in die Schüssel und Peitsche mit einem Handmixer, bis glatt.
3. Mousse-Mischung in einen Reißverschlussbeutel und Einpfrohr in kleine Serviergläser geben. In den Kühlschrank stellen.
4. Servieren Sie gekühlt und genießen.

Nährwert (Menge pro Portion): Kalorien 444; Fett 45,7 g; Kohlenhydrate 10 g; Zucker 6 g; Protein 4,4 g; Cholesterin 0 mg;

FRÜHSTÜCK REZEPTE

Mandelbutter Shake

Machen Sie Ihren Morgen richtig mit diesem fantastischen Energieschub, der nur 5 Minuten dauert.

Gesamtvorbereitungs- & Kochzeit: 5 Minuten Level: Anfänger

Macht: 1 Shake

Protein: 19 Gramm Netto Kohlenhydrate: 6 Gramm Fett: 27 Gramm

Zucker: 0 Gramm

Kalorien: 326

Was Sie brauchen:

- 1 1/2 Tassen Mandelmilch, ungesüßt
- 2 EL Mandelbutter
- 1/2 EL gemahlener Zimt
- 2 EL Flachsmahlzeit
- 1/8 TL Mandelextrakt, zuckerfrei
- 15 Tropfen flüssige Stevia
- 1/8 TL Salz
- 6 Eiswürfel

Schritte:

Mit einem Mixer, kombinieren Sie alle aufgeführten Zutaten und Puls für ca. 45 Sekunden.

Sofort servieren und genießen!

LUNCH RECIPES

Eiersalat

Peitsche diesen Eiersalat in kürzester Zeit und genießen Sie den fantastischen Energieschub von dieser Fettbombe.

Gesamtvorbereitungs- & Kochzeit: 15 Minuten Level: Anfänger

Macht: 2 Helpings

Protein: 6 Gramm Netto Kohlenhydrate: 1 Gramm Fett: 28 Gramm

Zucker: 1 Gramm

Kalorien: 260

Was Sie brauchen:

- 3 EL Mayonnaise, zuckerfrei
- 1/4 Tasse Sellerie, gehackt
- 2 große Eier, hartgekocht und Eigelb getrennt.
- 1/2 TL Senf
- 3 EL rote Paprika, gehackt
- 1/4 TL Salz
- 3 EL Brokkoli, Reis
- 1/4 TL Pfeffer
- 2 EL Pilz, gehackt
- 1/4 TL Paprika
- 4 Tassen kaltes Wasser

Schritte:

1. Füllen Sie einen Topf mit den Eiern und 2 Tassen des kalten Wassers.
2. Wenn das Wasser zu kochen beginnt, stellen Sie einen Timer für 7 Minuten ein.
3. Nachdem die Zeit vergangen ist, das Wasser abtropfen lassen und die restlichen 2 Tassen kaltes Wasser über die Eier entleeren.
4. Sobald sie behandelt werden können, schälen Sie die Eier und entfernen Sie die Eigelbe. Das Eiweiß hacken und zur Seite lassen.
5. In einem großen Gericht Mayonnaise, Senf, Salz und Eigelb mischen.
6. Kombinieren Sie den gehackten Sellerie, Paprika, Brokkoli und Pilz.
7. Schließlich integrieren Sie das Eiweiß, Pfeffer und Paprika, bis sie vollständig kombiniert werden.

SNACK-REZEPTE

Speck gewickelt Avocado

Dieser schnelle gebratene Snack wird Sie auf die Nährstoffe und Fette, die Ihre

Körper sehnt sich.

Gesamtvorbereitungs- & Kochzeit: 30 Minuten Level: Anfänger

Marken: 3 Helpings (2 Wraps pro Portion) Protein: 15 Gramm

Netto Kohlenhydrate: 1,8 Gramm Fett: 21 Gramm

Zucker: 0 Gramm

Kalorien: 139

Was Sie brauchen:

- 1 Avocado, geschält und entsteint
- 6 Streifen Speck
- 1 EL Butter

Schritte:

1. Die Avocado in 6 einzelne Keile schneiden.
2. Eine Scheibe Speck um den Avocadokeil wickeln und für alle Stücke wiederholen.
3. Die Butter in einer Antihaftpfanne erweichen und die Keile mit dem Ende des Specks auf der Grundpfanne auf

die heiße Butter übertragen. Dadurch wird verhindert, dass der Speck vom Keil abkommt.
4. Kochen Sie für ca. 3 Minuten auf jeder Seite, und bewegen Sie sich zu einem Papiertuch bedeckt Platte.
5. Servieren Sie, während immer noch heiß und genießen!

Backtipp:

Verwenden Sie keine Avocado, die matschig oder überreif ist, da sie beim Einwickeln mit dem Speck zerbröckelt.

Variationstipp:

Sie können auch Spargel anstelle der Avocado ersetzen.

ABENDESSEN REZEPTE

Huhn Kebab

Wenn Sie Ihre Zähne in diese würzige Shawarma versenken, werden Sie nicht das Brot vermissen, das mit ihm kam.

Gesamtvorbereitungs- & Garzeit: 45 Minuten plus 2 Stunden zum Marinieren

Level: Anfänger macht: 4 Helpings

Protein: 35 Gramm Netto Kohlenhydrate: 1 Gramm Fett: 16 Gramm

Zucker: 0 Gramm

Kalorien: 274

Was Sie brauchen:

Für das Huhn:

- 21 Unzen knochenlose Hähnchenbrust oder Oberschenkel
- 2/3 TL gemahlener Koriander
- 6 TL Olivenöl
- 2/3 TL gemahlener Kreuzkümmel
- 1/3 TL gemahlener Cayennepfeffer
- 2/3 TL gemahlener Kardamom
- 1/3 TL Knoblauchpulver
- 2/3 TL gemahlener Kurkuma
- 1/3 TL Zwiebelpulver

- 2 TL Paprikapulver
- 1 TL Salz
- 4 TL Zitronensaft
- 1/8 TL Pfeffer

Für die Tahini-Sauce:

- 4 TL Olivenöl
- 2 EL Wasser
- 1/3 TL Salz
- 4 TL Tahini-Paste
- 2 TL Zitronensaft
- 1 Knoblauchzehe, gehackt

Schritte:

1. Mit einem Gummikratzer, mischen Sie den Koriander, Olivenöl, Kreuzkümmel, Cayennepfeffer, Kardamom, Knoblauchpulver, Kurkuma, Zwiebelpulver, Paprikapulver, Salz, Zitronensaft und Pfeffer in einer großen Deckelwanne.
2. Legen Sie das Huhn innen und arrangieren, so dass sie vollständig von der Flüssigkeit bedeckt sind.
3. Mindestens 2 Stunden marinieren, wenn nicht über Nacht.
4. Heizen Sie Ihren Grill vor, um bei 500° Fahrenheit zu erhitzen.
5. Nehmen Sie das Huhn von der Marinade und grillen Sie über den Flammen für ca. 4 Minuten, bevor Sie auf

die andere Seite kippen.

6. Grillen Sie, bis sie auf beiden Seiten gebräunt sind, und verwenden Sie ein Fleischthermometer, um sicherzustellen, dass es eine gleichmäßige 160° Fahrenheit ist.
7. Das Huhn auf einen Teller bringen und ca. 10 Minuten abkühlen lassen.
8. In einem kleinen Gericht, mischen Sie das Olivenöl, Wasser, Salz, Tahini-Paste, Zitrone und gehackten Knoblauch, bis eine glatte Konsistenz.
9. Das Huhn in Scheiben schneiden und mit der Sauce servieren und genießen!

Backtipps:

1. Wenn Sie keinen Grill besitzen, können Sie diese Mahlzeit auf dem Herd braten. Sobald das Huhn mariniert ist, lösen Sie einen Esslöffel Butter oder Kokosöl in einer Antihaftpfanne auf. Braten Sie das Huhn auf jeder Seite für ca. 4 Minuten.
2. Das Huhn backen ist eine weitere Option. Stellen Sie die Temperatur des Ofens auf 400° Fahrenheit ein und rösten Sie ca. 20 Minuten.

Variationstipp:

1. Wenn Sie einen Kick zu Ihrem Huhn mögen, können Sie mehr Cayennepfeffer zu Ihrem bevorzugten Geschmack hinzufügen.

UNGEWÖHNLICHE LECKERE MEAL RECIPES

Sie haben es in das Bonuskapitel geschafft, wo es eine einzigartige Sammlung von Rezepten gibt, da die meisten exotisch und aus Übersee sind. Einige haben noch ein paar Schritte, aber sie werden immer noch leicht genug sein, damit jeder heute Abend an seinen Esstisch bringen kann. Viel Spaß beim Experimentieren mit etwas Neuem!

Blackberry Clafoutis Tarts

Diese Wiedergabe des traditionellen Desserts aus Frankreich ist sehr cremig und Low Carb zu booten.

Gesamtvorbereitungs- & Kochzeit: 1 Stunde 30 Minuten

Level: Anfänger macht: 4 Torten

Protein: 3 Gramm

Netto Kohlenhydrate: 2,4 Gramm Fett: 15 Gramm

Zucker: 1 Gramm

Kalorien: 201

Was Sie brauchen:

Für die Kruste:

- 1/4 Tasse Kokosmehl
- 2 EL Kokosöl, geschmolzen
- 2 EL Mandelbutter, glatt
- 1/4 TL Swerve Süßungsmittel, Konditor
- 2 1/2 Tassen Pekanstücke, roh
- 1/8 TL Salz

Für die Füllung:

- 1 großes Ei
- 8 Unzen Brombeeren
- 1/8 Tasse Mandelmehl, blanchiert
- 2 unzen Mandelmilch, ungesüßt
- 3 TL Stevia Süßstoff, granuliert
- 1/8 TL Salz
- 3 Unzen Kokosmilch, in Dosen
- 1 TL Vanilleextrakt, zuckerfrei

Schritte:

1. Stellen Sie den Ofen auf 350° Fahrenheit. Sie müssen vier4 3/4-Zoll-Tortenpfannen beiseite stellen.
2. Um die Herben Krusten zu schaffen, mischen Sie das Kokosmehl, Swerve, Pekannüsse, Salz, Kokosöl, Mandelbutter in einem Lebensmittelmixer für ca. 2 Minuten, bis krümelig.

3. Die Schüssel mit einem Gummikratzer abkratzen und zusätzlich 30 Sekunden pulsieren.
4. Den Teig in 4 gleiche Abschnitte teilen und auf die Tortenpfannen verteilen. Drücken Sie die Kruste gleichmäßig, indem Sie mit den Seiten beginnen, wobei die Mitte zuletzt gedrückt wird. Kühlen Sie für eine halbe Stunde zu setzen.
5. Entfernen Sie die Krusten aus dem Kühlschrank und legen Sie eine Vierteltasse Brombeeren in jede Tortenpfanne.
6. Mit dem Futtermixer den Stevia, Vanilleextrakt, Ei, Salz, Kokosmilch und Mandelmilch ca. eine halbe Minute lang peitschen.
7. Leeren Sie den Inhalt gleichmäßig über den Brombeeren.
8. Die Torten etwa eine halbe Stunde erhitzen und an den Tresen entfernen.
9. Warten Sie ca. 10 Minuten, bis Sie warm serviert haben. Genießen!

KETO DESSERTS RECIPES

Safran Kokosriegel

Serviert: 15

Zubereitungszeit: 10 Minuten Kochzeit: 15 Minuten

Zutaten:

- 1 3/4 Tassen ungesüßte geschredderte Kokosnuss
- 8 Safranfäden
- 1 1/3 Tassen ungesüßte Kokosmilch
- 1 TL Kardamompulver
- 1/4 Tasse Swerve
- oz ghee

Wegbeschreibungen:

1. Eine quadratische Backform mit Kochspray besprühen und beiseite stellen.
2. In einer Schüssel Kokosmilch und geschredderte Kokosnuss vermischen und eine halbe Stunde beiseite stellen.
3. Süßstoff und Safran hinzufügen und gut vermischen.
4. Ghee in einer Pfanne bei mittlerer Hitze schmelzen.
5. Kokosnuss-Mischung in die Pfanne geben und 5-7

Minuten kochen.
6. Kardamompulver hinzufügen und 3-5 Minuten kochen.
7. Kokosnussmischung in die vorbereitete Backform geben und gleichmäßig verteilen.
8. 1-2 Stunden im Kühlschrank aufstellen.
9. Schneiden und servieren.

Pro Portion: Netto Kohlenhydrate: 1.7g; Kalorien: 191 Gesamtfett: 19.2g; Gesättigte Fettsäuren: 15.1g

Protein: 1.5g; Kohlenhydrate: 4.1g; Faser: 2.4g; Zucker: 1.6g; Fett 91% / Protein 5% / Kohlenhydrate 4%

Aromen

Kürbisriegel

Serviert: 18

Zubereitungszeit: 10 Minuten Kochzeit: 10 Minuten

Zutaten:

- 1 EL Kokosmehl
- 1/2 TL Zimt
- 2 TL Kürbiskuchen Gewürz
- 1 TL flüssiges Stevia
- 1/2 Tasse Erythritol
- 15 unzen kann Kürbis pürieren
- 15 oz kann ungesüßte Kokosmilch
- 16 Oz Kakaobutter

Wegbeschreibungen:

1. Backform mit Pergamentpapier auslegen und beiseite stellen.
2. Kakaobutter in einem kleinen Topf bei geringer Hitze schmelzen.
3. Kürbispüree und Kokosmilch zugeben und gut umrühren.
4. Die restlichen Zutaten hinzufügen und gut besen.
5. Rühren Sie die Mischung kontinuierlich, bis die Mischung verdickt.

6. Sobald die Mischung verdickt, dann gießen Sie es in vorbereitete Backform und legen Sie in den Kühlschrank für 2 Stunden.
7. Schneiden und servieren.

Pro Portion: Netto Kohlenhydrate: 5.8g; Kalorien: 282; Gesamtfett: 28.1g; Gesättigte Fettsäuren: 17.1g

Protein: 1.3g; Kohlenhydrate: 9.5g; Faser: 3.7g; Zucker: 4g; Fett 89% / Protein 2% / Kohlenhydrate 9%

Kuchen

Gooey Schokoladenkuchen

Serviert: 8

Zubereitungszeit: 10 Minuten Kochzeit: 20 Minuten

Zutaten:

- 2 Eier
- 1/4 Tasse ungesüßtes Kakaopulver
- 1/2 Tasse Mandelmehl
- 1/2 Tasse Butter, geschmolzen
- 1 TL Vanille
- 3/4 Tasse Swerve
- Prise Salz

Wegbeschreibungen:

1. Den Ofen auf 350 F/ 180 C vorheizen.
2. 8-Zoll-Frühlingskuchenpfanne mit Kochspray besprühen. Beiseite.
3. In einer Schüssel Mandelmehl, Kakaopulver und Salz zusammensieben. Gut mischen und beiseite stellen.

4. In einer anderen Schüssel Eier, Vanilleextrakt und Süßstoff bis cremig rühren.
5. Die Mandelmehlmischung langsam in die Eiermischung falten und gut umrühren.
6. Geschmolzene Butter hinzufügen und gut rühren.
7. Kuchenteig in die vorbereitete Pfanne geben und 20 Minuten backen.
8. Aus dem Ofen nehmen und vollständig abkühlen lassen.
9. Schneiden und servieren.

Pro Portion: Netto Kohlenhydrate: 1.7g; Kalorien: 166; Gesamtfett: 16.5g; Gesättigte Fettsäuren: 8.1g

Protein: 3,5 g; Kohlenhydrate: 3.3g; Faser: 1.6g; Zucker: 0.5g; Fett 88% / Protein 8% / Kohlenhydrate 4%

Mehlloser Chocé-Kuchen

Serviert: 8

Zubereitungszeit: 10 Minuten Kochzeit: 45 Minuten

Zutaten:

- 7 oz ungesüßte dunkle Schokolade, gehackt
- 1/4 Tasse Swerve
- 4 Eier, getrennt
- oz Creme
- oz Butter, gewürfelt

Wegbeschreibungen:

1. 8-Zoll-Kuchenpfanne mit Butter fetten und beiseite stellen.
2. Butter und Schokolade hinzufügen

Mikrowelle sichere Schüssel und Mikrowelle, bis geschmolzen. Gut umrühren.

3. Süßstoff und Sahne hinzufügen und gut vermischen.
4. Eigelb nacheinander hinzufügen und vermischen, bis es kombiniert ist.
5. In einer anderen Schüssel Eiweiß schlagen, bis sich steife Spitzen bilden.
6. Eierweiß vorsichtig in die Schokoladenmischung falten.

7. Teig in die vorbereitete Kuchenpfanne geben und bei 325 F/ 162 C 45 Minuten backen.
8. Schneiden und servieren.

Pro Portion: Netto Kohlenhydrate: 5.1g; Kalorien: 318; Gesamtfett: 28.2g; Gesättigte Fettsäuren: 17g

Protein: 6.6g; Kohlenhydrate: 8.4g; Faser: 3.3g; Zucker: 1.2g; Fett 82% / Protein 10% / Kohlenhydrate 8%

SÜßIGKEITEN: ANFÄNGER

Erdbeer-Süßigkeiten

Serviert: 12

Zubereitungszeit: 10 Minuten Kochzeit: 10 Minuten

Zutaten:

- 3 frische Erdbeeren
- 1/2 Tasse Butter, weich
- 8 oz Frischkäse, weich
- 1/2 TL Vanille
- 3/4 Tasse Swerve

Wegbeschreibungen:

1. Fügen Sie alle Zutaten in die Küchenmaschine und verarbeiten, bis glatt.
2. Gießen Sie Mischung in die Silikon-Süßigkeiten Form und legen Sie in den Kühlschrank für 2 Stunden oder bis Süßigkeiten gehärtet ist.
3. Servieren und genießen.

Pro Portion: Netto Kohlenhydrate: 0.8g; Kalorien: 136 Gesamtfett: 14.3g; Gesättigte Fettsäuren: 9g

Protein: 1.5g; Kohlenhydrate: 0.9g; Faser: 0.1g; Zucker: 0.2g; Fett 94% / Protein 4% / Kohlenhydrate 2%

Blackberry Candy

Serviert: 8

Zubereitungszeit: 5 Minuten Kochzeit: 5 Minuten

Zutaten:

- 1/2 Tasse frische Brombeeren
- 1/4 Tasse Cashewbutter
- 1 EL frischer Zitronensaft
- 1/2 Tasse Kokosöl
- 1/2 Tasse ungesüßte Kokosmilch

Wegbeschreibungen:

1. Cashewbutter, Kokosöl und Kokosmilch in einer Pfanne bei mittlerer Hitze erhitzen, bis sie nur warm ist.
2. Transfer Cashewbutter-Mischung auf die Mixer zusammen mit den restlichen Zutaten und mischen, bis glatt.
3. Gießen Sie Mischung in die Silikon-Süßigkeiten Form und kühlen, bis eingestellt.
4. Servieren und genießen.

Pro Portion: Netto Kohlenhydrate: 2.9g; Kalorien: 203; Gesamtfett: 21.2g; Gesättigte Fettsäuren: 15.8g

Protein: 1,9 g; Kohlenhydrate: 3.9g; Faser: 1g; Zucker: 1g; Fett 92% / Protein 3% / Kohlenhydrate 5%

COOKIES: ANFÄNGER

Einfache Kokos-Cookies

Serviert: 40

Zubereitungszeit: 10 Minuten Kochzeit: 10 Minuten

Zutaten:

- 4 Tassen ungesüßte geschredderte Kokosnuss
- 1/2 Tasse ungesüßte Kokosmilch
- 1/4 Tasse Erythritol
- 1/4 TL Vanille

Wegbeschreibungen:

1. Fügen Sie alle Zutaten in die Küchenmaschine und verarbeiten Sie, bis sie klebrig sind.
2. Transfermischung in die große Schüssel geben.
3. Machen Sie eine kleine Kugel aus Mischung und legen Sie auf einem Teller.
4. Drücken Sie jede Kugel leicht in eine Keksform und legen Sie sie in den Kühlschrank, bis sie fest ist.
5. Servieren und genießen.

Pro Portion: Netto Kohlenhydrate: 0.9g; Kalorien: 79; Gesamtfett: 7.1g; Gesättigte Fettsäuren: 6.2g

Protein: 0,9 g; Kohlenhydrate: 2.6g; Faser: 1.7g; Zucker: 0.9g; Fett 86% / Protein 7% / Kohlenhydrate 7%

Knusprige Shortbread Cookies

Serviert: 6

Zubereitungszeit: 10 Minuten Kochzeit: 10 Minuten

Zutaten:

- 1 1/4 Tasse Mandelmehl
- 1/2 TL Vanille
- 3 EL Butter, weich
- 1/4 Tasse Swerve
- Prise Salz

Wegbeschreibungen:

1. Den Ofen auf 350 F/ 180 C vorheizen.
2. In einer Schüssel Mandelmehl, Schwenken und Salz vermischen.
3. Vanille und Butter hinzufügen und mischen, bis Teig gebildet wird.
4. Machen Sie Kekse aus Mischung und legen Sie auf einem Backblech.
5. Im vorgeheizten Ofen 10 Minuten backen.
6. Vollständig abkühlen lassen und dann servieren.

Pro Portion: Netto Kohlenhydrate: 2.6g; Kalorien: 185; Gesamtfett: 17.4g; Gesättigte Fettsäuren: 4.5g

Protein: 5.1g; Kohlenhydrate: 5.1g; Faser: 2.5g; Zucker: 0.9g; Fett 84% / Protein 11% / Kohlenhydrate 5%

GEFRORENES DESSERT: ANFÄNGER

Himbeerjoghurt

Serviert: 6

Zubereitungszeit: 10 Minuten Kochzeit: 10 Minuten

Zutaten:

- 2 Tassen schlichter Joghurt
- 5 oz frische Himbeeren
- 1/2 Tasse Erythritol

Wegbeschreibungen:

1. Fügen Sie alle Zutaten in den Mixer und mischen, bis glatt.
2. Mischmischung in luftdichten Behälter geben und 40 Minuten in den Kühlschrank stellen.
3. Joghurtmischung aus dem Kühlschrank nehmen und wieder mischen, bis glatt.
4. In Den Behälter gießen und 30 Minuten in den Kühlschrank stellen.
5. Servieren und genießen.

Pro Portion: Net Carbs: 7g; Kalorien: 70 Gesamtfett: 1.9g; Gesättigte Fettsäuren: 0.8g

Protein: 5.1g; Kohlenhydrate: 8.5g; Faser: 1.5g; Zucker: 6.8g; Fett 26% / Protein 32% / Kohlenhydrate 42%

Kokosbutter

Popsicle

Serviert: 12

Zubereitungszeit: 5 Minuten Kochzeit: 5 Minuten

Zutaten:

- 2 Dosen ungesüßte Kokosmilch
- 1 TL flüssiges Stevia
- 1/2 Tasse Erdnussbutter

Wegbeschreibungen:

1. Fügen Sie alle Zutaten in den Mixer und mischen, bis glatt.
2. Gießen Sie Mischung in die Formen und legen Sie in den Kühlschrank für 3 Stunden oder bis eingestellt.
3. Servieren und genießen.

Pro Portion: Netto Kohlenhydrate: 3.1g; Kalorien: 175

Gesamtfett: 17.4g; Gesättigte Fettsäuren: 10.7g

Protein: 3.5g; Kohlenhydrate: 3.7g; Faser: 0.6g; Zucker: 2.6g; Fett 87% / Protein 7% / Kohlenhydrate 6%

FRÜHSTÜCK REZEPTE

Zwischenstufe: Chicago Italian Beef Sandwich

Alles aus: 3 Std. 40 min

Vorbereitung: 20 min

Koch: 3 Std. 20 min

Ertrag: 4 Portionen

Zutaten

- 4 Pfund Top-Runde mit Fett oben
- 3 Esslöffel italienisches Aroma
- 3 Esslöffel Worcestershire Sauce
- 2 Esslöffel Salz
- 1 Tasse Knoblauch, ganze Nelken
- 2 Esslöffel knackig gebrochen enden dunkler Pfeffer
- 1 Teelöffel Cayenne
- 1 Esslöffel Paprika
- 1 Teelöffel rote Bohnen eintopf Stücke
- 3 gelbe Zwiebeln, geklammert
- 1/2 Tasse Rotwein

- 1 Tasse Hamburger Lager
- 2 gerade Blätter
- 3 Esslöffel Speckfett oder Rapsöl
- 6 Sauerteig-Brotbrötchen gespalten, geröstet
- 1 Tasse geschnitten giardiniera Vinaigrette Gemüse
- 1 Tasse stoßenrote Paprika

Richtung

1. Fleisch mit trockenen Befestigungen reiben, 2 bis 3 Stunden verteilen und kühlen.
2. Masthähnchen auf 275 Grad vorheizen.
3. Fügen Sie Fleisch zu einer köchelnden Pfanne mit

    Speckfett, Zwiebeln und Knoblauch enthalten, 15 Minuten sauthet, mit Wein ablöschen und Worcestershire-Sauce, Hamburgerbrühe und gerade Blätter enthalten.
4. Sehen Sie köchelnde Pfanne im Masthähnchen und kochen für 3 Stunden, enthüllt, oder bis einen Moment lesen Thermometer registriert 135 Grad F im Fokus. Vertreiben, abkühlen lassen, an diesem Punkt zierliche Schneiden.
5. Kühlen Sie den Vorrat in köchelnder Pfanne und evakuieren Sie das Fett, das nach oben steigt. Belastung.
6. Erwärmen Sie den Vorrat und schließen Sie das geschnittene Fleisch ein. Etwas Fleisch auf jedem

gerösteten Zug, mit etwas Säften und Top mit Giardiniera Gemüse und paprika.

LUNCH RECIPES

Zwischenstufe:

Kokosbrotbrote

Nährwerte:

Kalorien: 297,5, Gesamtfett: 14,6 g, gesättigte Fettsäuren: 2,6 g, Kohlenhydrate: 25,5 g, Zucker: 0,3 g, Protein: 15.6 g Serviert: 4

Zutaten:

- 1/2 Tasse gemahlene Flachssamen
- 1/2 TL Backpulver
- 1 TL Backpulver
- 1 TL Salz
- 6 Eier, Raumtemperatur
- 1 EL Apfelessig
- 1/2 Tasse Wasser
- 1 Tasse Kokosmehl, gesiebt

Wegbeschreibungen:

1. Stellen Sie sicher, dass 350F / 175C das Ziel ist, wenn Sie Ihren Ofen vorheizen. Eine Laibpfanne fetten und beiseite stellen.
2. Mischen Sie die trockenen Zutaten. In wasser, eier und essig hinzufügen und gut mischen, um sie zu integrieren.
3. 40 Minuten backen.

Wenn gebacken, abkühlen lassen, Scheibe und genießen!

SNACKS REZEPTE

Rye Crackers

Zubereitungszeit: 10 Minuten Kochzeit: 15 Minuten

Portionen: 10

Nährwerte:

Kalorien 80

Gesamtkohlenhydrate 10,4 g Protein 1,1 g Gesamtfett 4,3 g

Zutaten:

- 1 Tasse Roggenmehl
- 2/3 Tasse Kleie
- 2 TL Backpulver
- 3 EL Pflanzenöl
- 1 TL flüssiger Malzextrakt
- 1 TL Apfelessig
- 1 Tasse Wasser
- Salz nach Geschmack

Wegbeschreibungen:

1. Mehl mit Kleie, Backpulver und Salz kombinieren.
2. Öl, Essig und Malzextrakt eingießen. Gut mischen.
3. Kneten Sie den Teig, nach und nach das Wasser hinzufügen.
4. Teilen und rollen Sie es mit einem Nudelholz etwa 0,1 Zoll dick.
5. Schneiden Sie (mit einem Messer oder Ausstecher) die Cracker von quadratischer oder rechteckiger Form aus.

Backen bei 390°F für 12-15 Minuten.

DAS KETO MITTAGESSEN

In diesem Kapitel stellen wir Ihnen ein siebentägiges Menü zur Verfügung, das Sie für einige einfache, aber äußerst leckere Keto-Mittagessen verwenden können.

Montag:

Mittagessen:

Keto

Fleischbällchen

Machen Sie diese im Voraus, weil diese köstlichen Fleischbällchen sind freezable. Nehmen Sie ein paar, um zusammen mit einigen zuckerfreien Marinara-Sauce und Zoodles (Zucchini-Nudeln) für ein köstliches Keto-Mittagessen zu arbeiten.

Variationstipp: Ändern Sie die Gewürze, um verschiedene Geschmacksrichtungen wie Taco oder Barbecue zu machen.

Zubereitungszeit: 5 Minuten Kochzeit: 18 Minuten

Portionen: 4

Was ist drin?

- Gras gefüttertes Hackfleisch (1 Pfund)
- Gehackte frische Petersilie (1,5 t)
- Zwiebelpulver (.75 t)

- Knoblauchpulver (.75 t)
- Koscheres Salz (.75 t)
- Frisch gemahlener schwarzer Pfeffer (.5 t)

Wie es gemacht wird
1. Ofen auf 400 Grad F vorheizen.
2. Mit Pergamentpapier ein Backblech auslegen.
3. Rindfleisch in eine mittelgroße Glasschüssel mit anderen Zutaten geben und mit den Händen vermischen, bis es nur kombiniert ist. Vermeiden Sie Übermischung, da dies zu harten Fleischbällchen führt.
4. In 8 Fleischbällchen rollen und auf das gefütterte Backblech legen.
5. Backen Sie für 15-18 Minuten, bis sie den ganzen Weg durch.

Netto kohlenhydrat: 3 Gramm Fett: 17 Gramm

Protein: 11 Gramm

Zucker: 2 Gramm

KETO BEIM ABENDESSEN

Montag:

Abendessen:

Rindfleisch kurze Rippen in einem langsamen Herd

Mit ein wenig Vorbereitung, werden Sie eine warme Mahlzeit warten auf Sie am Ende eines langen Tages.

Variationstipp: über gewürfeltem Blumenkohl oder mit Sellerie servieren.

Zubereitungszeit: 15 Minuten Kochzeit: 4 Stunden

Portionen: 4

Was ist drin?

- Knochenlose kurze Rippen oder Bone-in (2 Pfund)
- Koscheres Salz (nach Geschmack)
- Frisch gemahlener Pfeffer (nach Geschmack)
- Natives Olivenöl extra (2 T)
- Gehackte weiße Zwiebel (1 qty)
- Knoblauch (3 Nelken)

- Knochenbrühe (1 Tasse)
- Kokos-Aminos (2 T)
- Tomatenmark (2 T)
- Rotwein (1,5 Tassen)

Wie es gemacht wird

1. In einer großen Pfanne bei mittlerer Hitze Olivenöl hinzufügen. Fleisch mit Salz und Pfeffer würzen. Braun auf beiden Seiten.
2. Brühe und gebräunte Rippen zu langsamem Herd hinzufügen
3. Die restlichen Zutaten in die Pfanne geben.
4. Zum Kochen bringen und kochen, bis die Zwiebeln zart sind. Ungefähr 5 Minuten.
5. Über Rippen gießen.
6. Auf 4 bis 6 Stunden hoch oder 8 bis 10 Stunden niedrig eingestellt.

Netto kohlenhydratbegabt: 1 Gramm

Fett: 63 Gramm
Protein: 24 Gramm
Zucker: 1 Gramm

CPSIA information can be obtained
at www.ICGtesting.com
Printed in the USA
LVHW051055210521
688043LV00005B/437